Volkskrankheit Migı

Migräne ist die zweithäufigste Kopfschmerzerkrankung der westlichen Industriestaaten. In Deutschland leiden über zehn Millionen Menschen in mehr oder weniger knappen Abständen an den pulsierenden, meist einseitig auftretenden Kopfschmerzattacken. Frauen sind davon bis zu dreimal häufiger betroffen als Männer. Bei einem Viertel der Patienten beginnt die Erkrankung bereits im Kindes- und Jugendalter, das Auftreten erster Migräneanfälle nach dem 45. Lebensjahr ist eher ungewöhnlich. Zwischen 20 und 40 Jahren treten bei Betroffenen die meisten Migräneanfälle auf.

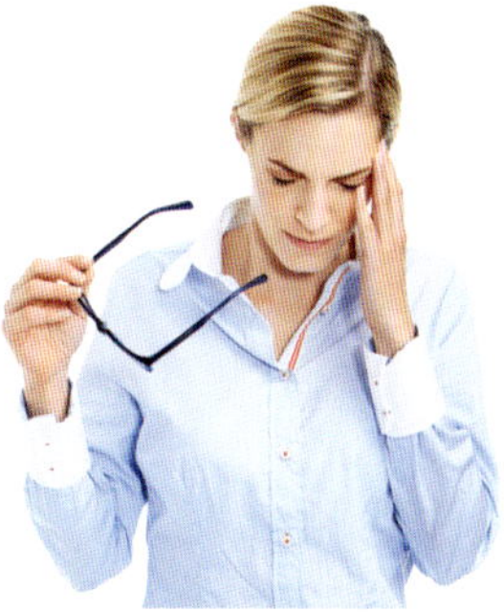

Leidet man an Migräne, ist das meist eine immense Belastung und hat große Auswirkungen auf den Lebensalltag. Häufig tragen besondere Lebensumstände und Alltagsbelastungen sowie Stress dazu bei, dass es zum ersten Migräneanfall kommt. Typische Situationen sind das Auftreten der ersten Regelblutung oder die Geburt des ersten Kindes. Auch im weiteren Leben haben Stressoren und ein ungünstiger Lebensstil einen großen Einfluss. Deshalb stehen entsprechende Maßnahmen zur Vorbeugung an erster Stelle der Empfehlungen, noch vor dem Einsatz von akuten Schmerz-Medikamenten.

Wie äußert sich Migräne?

Typischerweise ist der Migränekopfschmerz von pulsierendem Charakter, er kann aber auch als drückend wahrgenommen werden. Die Anfallsdauer ist im Kindesalter häufig kürzer (zwei Stunden), im Erwachsenenalter dauert ein Migräneanfall in der Regel zwischen vier und 72 Stunden an. Die Kopfschmerzen nehmen typischerweise bei körperlicher Anstrengung zu. Der Migränepatient hat aufgrund der erhöhten Empfindlichkeit des Gehirns das Bedürfnis, sich zurückzuziehen und auszuruhen. Licht- und Geräuschempfindlichkeit sowie Übelkeit sind typische Begleitsymptome, auch Geruchsempfindlichkeit kann auftreten. Etwa ein Drittel der Patienten leidet meist kurz vor der eigentlichen Schmerzattacke unter einer „Aura". Darunter versteht man verschiedenste neurologische Symptome zu Schmerzbeginn wie Taubheitsgefühle, Kribbeln auf der Haut, aber auch Seh- und Sprachstörungen. Am häufigsten werden ein Flimmerskotom (= Flimmern am Rand des Sichtfeldes) oder ein Gesichtsfeldausfall berichtet. Diese Auraphänomene dauern einige Minuten bis zu einer Stunde an und sind nicht bleibend. Viele Betroffene berichten auch über Nackenschmerzen während eines Migräneanfalls.

Die Diagnose der Migräne wird aus dem Bericht des Betroffenen (Anamnese) gestellt, die körperliche Untersuchung ist unauffällig und dient dazu, andere Erkrankungen auszuschließen. Bildgebende Verfahren wie Computertomographie oder Kernspintomographie sowie EEG sind nur bei auffälligen Befunden oder speziellen Fragestellungen notwendig. Besonders deutlich wird die Symptomatik eines Migränekopfschmerzes im Vergleich mit einem „normalen" Spannungskopfschmerz.

Migräne und Spannungskopfschmerzen im Vergleich

	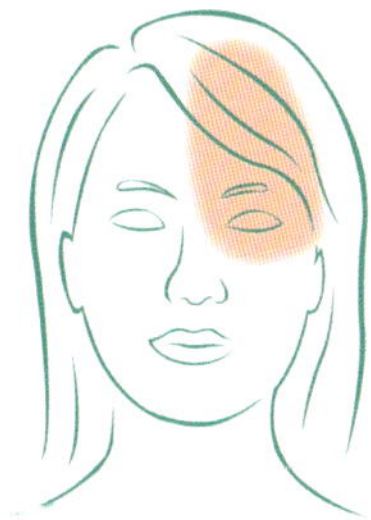 **Migränekopfschmerz**	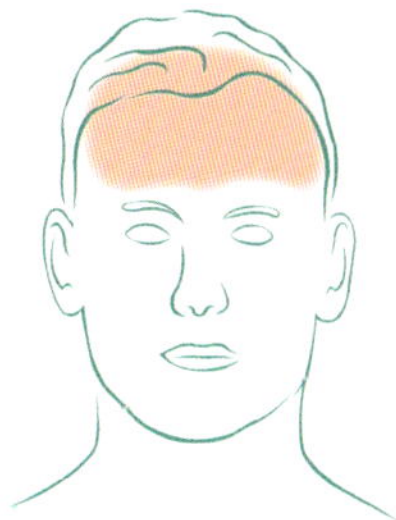 **Spannungskopfschmerz**
Lokalisation	anfallsartig, zumeist halbseitig	meist beidseitig
Schmerzcharakter	pulsierend, pochend	dumpf-drückend
Schmerzintensität	mittel bis hoch	meist leicht bis mittel
Dauer	4 bis 72 Stunden	30 Minuten bis 7 Tage
Begleitsymptome	Übelkeit, Brechreiz oder Erbrechen, Überempfindlichkeit gegen Licht, Lärm oder Gerüche, Schwindel, neurologische Symptome wie Seh- oder Sprachstörungen (Aura, bei 15 %)	allenfalls ein Begleitsymptom in leichter Ausprägung
Verhalten bei Bewegung	Schmerzzunahme bei körperlicher Anstrengung, z. B. Bücken oder Treppensteigen	körperliche Aktivität und frische Luft können ggf. die Beschwerden verbessern

Migränetrigger – wie entsteht Migräne?

Neben Stress, dem hormonellen Status und besonderen Alltagsbelastungen können auch Wetterumschwünge und bestimmte Nahrungsmittel (Käse, Wein, Bier, etc.) eine Migräneattacke auslösen und als sogenannte „Migränetrigger" fungieren. Aus Untersuchungen ist bekannt, dass das Migränegehirn gegenüber äußeren Einflüssen und Stressoren besonders empfindlich ist. Migränepatienten haben dadurch ein Problem mit dem Abschalten und Entspannen: Das Gehirn kommt schlechter zur Ruhe, damit verbunden ist ein hoher Energieverbrauch. Grundsätzlich ist das Gehirn der Migränepatienten aber sehr leistungsfähig. Die Betroffenen sind häufig in der Lage, viele Anforderungen und Aufgaben gleichzeitig (Multitasking) zu erfüllen. Ein Problem entsteht, wenn Migränepatienten versuchen, die im Anfall verlorene Zeit im Anschluss durch ein noch höheres Aktivitätsniveau auszugleichen und aufzuholen. Auch genetische Faktoren spielen möglicherweise bei der Entwicklung einer Migräne eine Rolle. Allerdings muss nicht jeder, der ein familiäres Risiko besitzt, auch unter Migräne leiden. Dennoch können etwa zwei Drittel der Migränepatienten weitere betroffene Familienangehörige nennen.

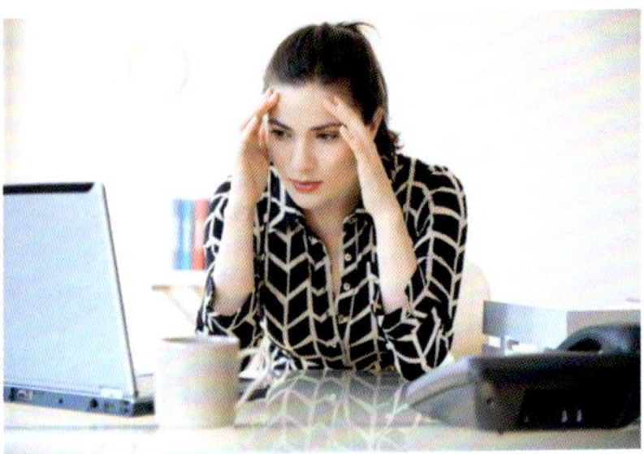

Was passiert während einer Migräne im Kopf?

Die Neurotransmitter (= bestimmte Botenstoffe, die für die Informationsübertragung zwischen unseren Nervenzellen zuständig sind) Serotonin (5-HT), Glutamat, **Calcitonin Gene-Related Peptide (CGRP)** und Stickstoffmonoxid (NO) spielen im Ablauf einer Migräneattacke eine wichtige Rolle. Die größte Bedeutung hat dabei CGRP. Migränetrigger führen während einer Migräneattacke zu einer Überaktivität schmerzleitender Neuronen im Gehirn und aktivieren den größten Hirnnerv, den Trigeminusnerv. So kommt es zu einer Ausschüttung von Neurotransmittern wie eben CGRP. Es erweitert u. a. die Blutgefäße und vermittelt eine „Kettenreaktion“ weiterer Botenstoffe in verschiedenen Bereichen des Gehirns. Diese Signalflut löst die pulsierenden, hämmernden

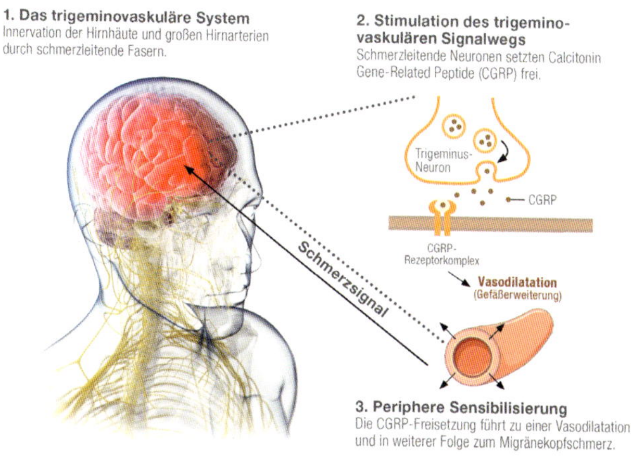

Kopfschmerzen aus, die von Übelkeit sowie Licht- und Geräuschempfindlichkeit begleitet sein können.

Migräne: Akuttherapie und Vorbeugung

Bei einem akuten Migräneanfall helfen Schmerzmittel wie Acetylsalicylsäure (ASS) oder Ibuprofen sowie spezielle Migränemittel (Triptane). Wichtig ist eine frühzeitige und ausreichend hoch dosierte Einnahme der Medikamente, damit sie richtig helfen können. Werden diese Substanzen allerdings mehr als zehnmal pro Monat eingenommen, können sie (neben der Belastung von Nieren und Leber) paradoxerweise eine Zunahme der Migränehäufigkeit bis hin zum Dauerkopfschmerz hervorrufen, was meist noch die Einnahmehäufigkeit der Schmerzmittel erhöht (Kopfschmerz durch Medikamentenübergebrauch) – ein Teufelskreis entsteht. Am besten ist also bereits gegenzusteuern, bevor der Schmerz überhaupt entsteht – mit sinnvollen Vorbeugungsmaßnahmen.

Wann ist eine vorbeugende Behandlung sinnvoll?

In den aktuellen Migräne-Leitlinien der Deutschen Gesellschaft für Neurologie (DGN) und der Deutschen Migräne- und Kopfschmerzgesellschaft (DMKG) wird ab drei oder mehr Migräneattacken pro Monat eine vorbeugende Behandlung empfohlen. Ziel ist eine Reduzierung von Häufigkeit und Dauer der Attacken sowie das Verhindern eines Übergebrauchs von Schmerz- und Migränemitteln. In den Leitlinien werden dazu Betablocker, Topiramat, Funarizin und

Amitriptylin, bei chronischer Migräne auch Botulinumtoxin empfohlen.

Calcitonin Gene-Related Peptide (CGRP) und Migräne

Das Neuropeptid CGRP spielt, wie bereits angesprochen, eine zentrale Rolle in der Entstehung von Migräne. Mittlerweile werden daher auch monoklonale Antikörper (CGRP-Antikörper) in der Prävention von Migräne eingesetzt, die direkt auf CGRP oder seine Rezeptoren wirken. Monoklonale Antikörper sind ab vier Migräneattacken im Monat empfohlen, sie sind verschreibungspflichtig und werden subkutan (als Spritze) durch die Patienten selbst oder intravenös verabreicht.

Viele Patienten stehen neuen oder synthetischen Medikamenten allerdings noch skeptisch gegenüber. Tatsächliche oder befürchtete Nebenwirkungen sowie ungünstige Vorerfahrungen mit einer medikamentösen Therapie führen oft zum Wunsch nach natürlichen und gut verträglichen Präparaten zur Migränevorbeugung.

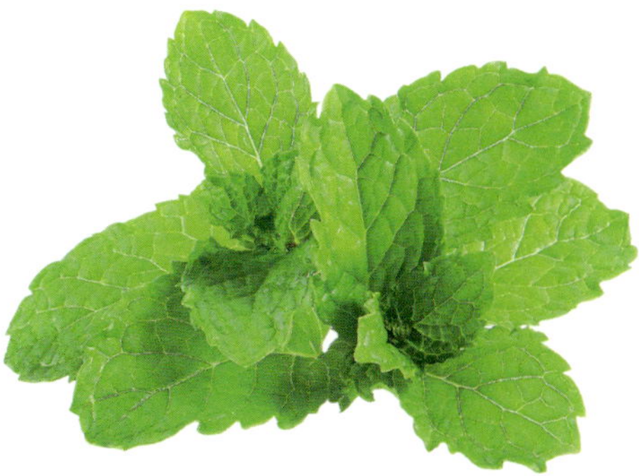

Pflanzliche Migränebehandlung

Es gibt mehrere pflanzliche Präparate, die sich zur Behandlung von Kopfschmerzen und Migräne bewährt haben. So ist etwa die Wirksamkeit der lokalen Anwendung von Pfefferminzöl bei Spannungskopfschmerzen durch Studien belegt. Dabei werden einige Tropfen eines 10 %igen Pfefferminzöls auf Stirn und Schläfen aufgetragen. Die Schmerzlinderung tritt bereits nach kurzer Zeit ein, verbunden mit sehr guter Verträglichkeit. Zur effektiven Vorbeugung von Migräne gilt es jedoch vor allem, die zugrundeliegende Ursache (Freisetzung von CGRP) zu verhindern.

Mutterkraut

Bereits seit Jahrhunderten wird die optisch stark der Kamille ähnelnde Arzneipflanze Mutterkraut (*Tanacetum parthenium*) für ein breites Spektrum an Erkrankungen eingesetzt.
Heute wird sie von der Europäischen Arzneimittelbehörde (EMA) und der ESCOP (European Scientific Cooperative on Phytotherapy) vor allem zur Prophylaxe von Migräneattacken empfohlen, denn der im Mutterkraut enthaltene Wirkstoff Parthenolid hemmt die Freisetzung von CGRP und wirkt damit auf einen der maßgeblichen Auslöser von Migränekopfschmerz.

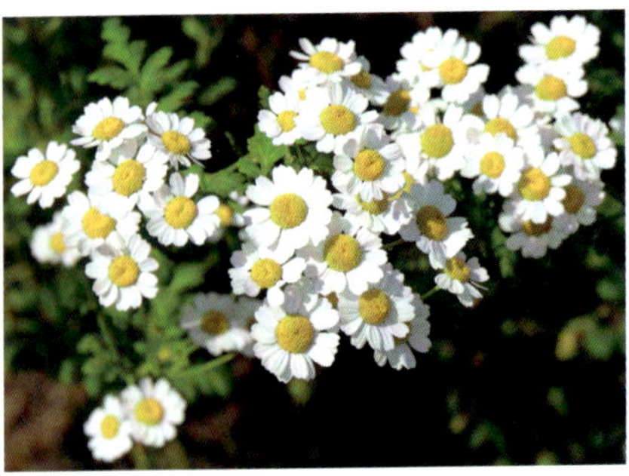

Klinische Studien

Klinische Studien bestätigen die migränevorbeugende Wirkung von Mutterkraut. In einer Placebo-kontrollierten Doppelblindstudie mit Migränepatienten zeigte sich nach einer sechsmonatigen Anwendung von Mutterkrautpulver eine signifikante Abnahme der Anfallshäufigkeit. Zusätzlich kam es zu einer deutlichen Verbesserung von Begleiterscheinungen wie Übelkeit und Erbrechen. Eine weitere Placebo-kontrollierte Doppelblind-Cross-Over Studie belegt die Verringerung der Schmerzintensität während einer akuten Migräneattacke bei Einnahme von Mutterkraut.

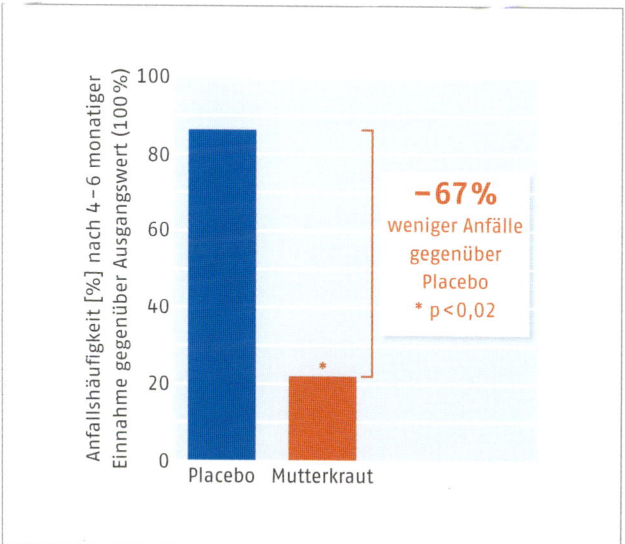

Pestwurz-Extrakt

Bereits im antiken Griechenland wurde die Pestwurz (*Petasites hybridus*) zu Heilzwecken verwendet. Ihr Name stammt von dem Arzt Dioskurides, der die Blätter mit einem breitkrempigen Hut (griech. petasos) verglich. Die einheimische Pflanze mit ihren rosa Blüten wächst an Bach- und Uferläufen und fällt durch ihre großen Blätter auf. Verwendet wird der Extrakt aus dem Wurzelstock, der krampflösende, schmerzlindernde und entzündungshemmende Eigenschaften besitzt. Eingesetzt werden Tagesdosierungen von 100 bis 150 mg Extrakt. Aufgrund von unerwünschten Begleitstoffen dürfen keine Teezubereitungen aus Pestwurz erfolgen – sie darf nur in Form von speziell aufgereinigten Extrakten aus dem Wurzelstock verarbeitet werden. Wegen der in Deutschland fehlenden Zulassung (Grund: Veränderung des Extraktionsverfahrens von Dichlormethan auf das moderne Verfahren mit Kohlendioxid) ist aktuell kein Pestwurz-Extrakt in Deutschland erhältlich.

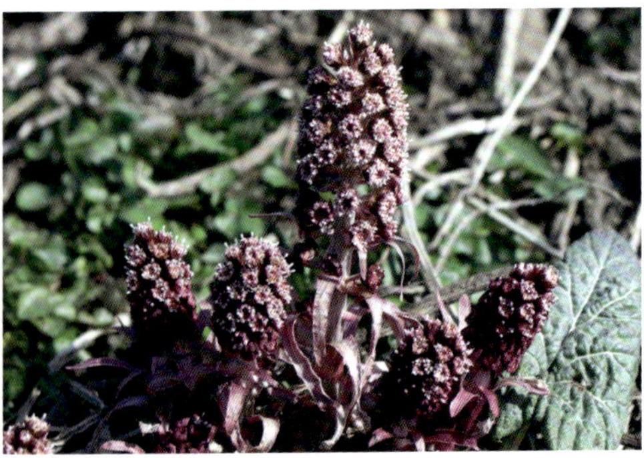

Mikronährstoffe in der Migräneprävention

Auch einige Mineralstoffe und Mikronährstoffe wurden zur Vorbeugung von Migräne bereits untersucht. Die folgenden zeigten dabei positive Effekte:

Magnesium

Die Einnahme von hochdosiertem Magnesium (zweimal täglich 300 mg in Form von Magnesiumcitrat) kann, wie Studien belegen, zur Vorbeugung der Migräne eingesetzt werden. In einer Metaanalyse mit insgesamt 789 Patienten wurde die Wirkung von Magnesium belegt. Magnesium stabilisiert das Nervensystem und beeinflusst Botenstoffe, die bei der Entstehung von Migräneattacken beteiligt sind, positiv. Zudem zeichnet es sich durch seine gute Verträglichkeit aus und kann meist problemlos mit anderen Migränemedikamenten kombiniert werden. Hinweis: Gelegentlich kann es als Zeichen einer Überdosierung oder einer ungenügenden individuellen Verträglichkeit zu Diarrhö (Durchfall) kommen.

Mikronährstoff-Kombination (Magnesium, Vitamin B_2 und Coenzym Q_{10})

Auch mit einer 3-fach-Kombination aus hochdosiertem Magnesium, Vitamin B_2 und Coenzym Q_{10} konnte eine positive Wirkung bei Migräne nachgewiesen werden.
Eine Placebo-kontrollierte Doppelblindstudie zeigt, dass die Mikronährstoff-Kombination von 600 mg Magnesium, 400 mg Vitamin B_2 (Riboflavin) und 150 mg Coenzym Q_{10}

die Migränesymptome deutlich und signifikant reduziert, bei gleichzeitiger Verbesserung der Lebensqualität.

Vitamin B_2 (Riboflavin) greift an zentraler Stelle in die Energiegewinnung ein und steigert den Energiestoffwechsel der Zell-Kraftwerke, der sogenannten Mitochondrien. Coenzym Q_{10} ist ein lebenswichtiger Baustein für die Energiegewinnung in den Mitochondrien. Die Kombination aus Magnesium, Vitamin B_2 und Coenzym Q_{10} wird auch in den Leitlinien der Deutschen Gesellschaft für Neurologie (DGN) empfohlen.

Omega-3 in Kombination mit Curcumin

Omega-3-Fettsäuren und Curcumin (Wirkstoff aus der Kurkuma-Wurzel) haben über mehrere Mechanismen neuroprotektive und entzündungshemmende Wirkungen und können auch in der Prävention von Migräne eingesetzt werden. In einer Placebo-kontrollierten Studie wurden 74 Patienten über 2 Monate mit Omega-3-Fettsäuren und Nano-Curcumin behandelt. Die Kombination führte dabei zu einer Senkung der Anzahl von Migräneattacken.

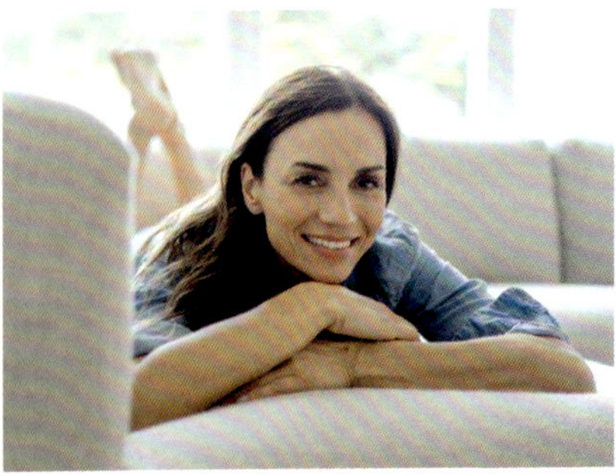

Weniger Migräne durch Lebensstilmaßnahmen

Nichtmedikamentöse Maßnahmen wie leichter Ausdauersport, Entspannungsübungen und Stressbewältigungstraining sind ebenfalls wesentliche Bausteine der vorbeugenden Migränetherapie. Ziel ist es, eine ausgewogene Balance zwischen Aktivität und Erholung zu erreichen.

Die Wirksamkeit dieser Methoden ist nachgewiesen. Sie sind nebenwirkungsfrei und verbessern zudem die Lebensqualität. Eine regelmäßige Anwendung und die Integration in den Tagesablauf sind dabei entscheidend für die positive Wirkung. Empfohlen wird Ausdauersport mindestens 3-mal pro Woche über ca. 45 Minuten durchzuführen und Entspannungsübungen idealerweise täglich auszuüben. Ergänzend zu diesen Maßnahmen ist es für Migränepatienten wichtig, auf regelmäßige Pausen und Erholungszeiten in ihrem Tagesablauf sowie regelmäßigen Schlaf zu achten. Auch zusätzlich zu einer medikamentösen Prophylaxe eingesetzt können diese Lebensstilmaßnahmen noch eine deutliche Verbesserung bringen.

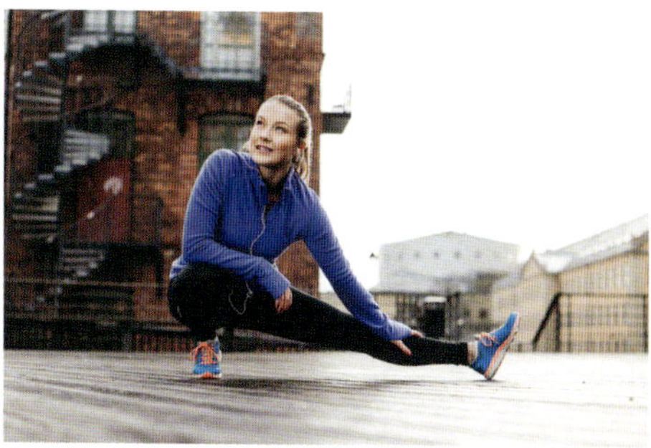

Tipps bei Migräne

- Achten Sie auf einen regelmäßigen Tagesablauf und muten Sie sich nicht zu viel zu.
- Beugen Sie mit viel Bewegung an der frischen Luft und moderatem Ausdauersport Attacken vor.
- Entspannen Sie so oft wie möglich, u. a. mit Muskelentspannung nach Jacobson, Yoga oder autogenem Training.
- Vermeiden Sie Änderungen im Schlaf-Wach-Rhythmus. Stehen Sie am besten auch am Wochenende zur gleichen Uhrzeit auf.
- Achten Sie auf regelmäßige Mahlzeiten und ausreichende Flüssigkeitsaufnahme. Auch Blutzuckerschwankungen können Migräneanfälle auslösen.

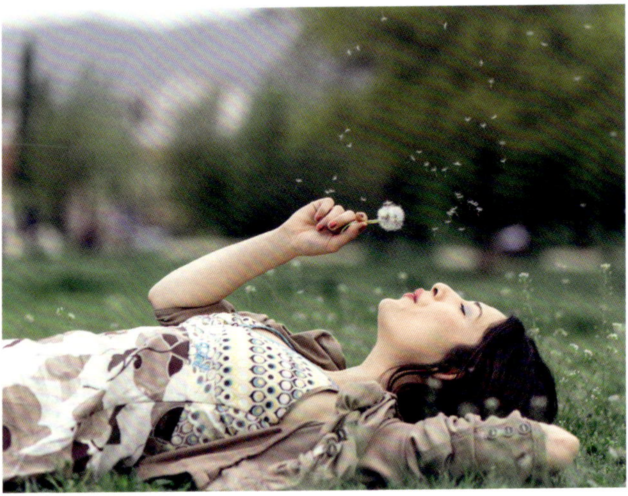

Migränetagebuch

Das Führen eines Kopfschmerztagebuchs hilft Migräneauslösern auf die Spur zu kommen. Ziel ist heutzutage jedoch nicht mehr das Vermeiden jeglicher Auslöser, sondern ein erfolgreiches Meistern der Trigger (Triggermanagement). Hierzu werden verhaltenspsychologische Strategien entwickelt. Zudem können Sie damit die Häufigkeit der Anfälle und den Erfolg einer vorbeugenden Behandlung dokumentieren.

Mein MIGRÄNE-Kalender

Name: ______ Alter: ______ KW ______ von ______ bis ______

		Mo	Di	Mi	Do	Fr	Sa	So
Auslöser und Vorboten der Kopfschmerzen	1=Stress, 2=Ärger, 3=Alkohol, 4=Nackenverspannung, 5=Müdigkeit, 6=Gähnen, 7=Andere							
Kopfschmerzbeginn	Angabe der Uhrzeit							
Dauer	Angabe in Stunden							
Aurasymptome	1=Lichtblitze, 2=Gesichtsfeld-ausfall, 3=Sprachstörung, 4=einseitige Taubheit, 5=Sehstörung							
Beeinträchtigung durch die Kopfschmerzen	0=keine, 1=leicht 2=mittel, 3=stark							
Schmerzstärke	1=leicht, 2=mittel, 3=stark							
Schmerzseite	1=einseitig, 2=beiderseits							
Schmerzart	1=pochend/klopfend, 2=dumpf/drückend, 3=anders							

Literatur für Ihren Arzt und Apotheker

Gaul C. Kopfschmerzen – Patientenschulung als Baustein multimodaler Therapieprogramme Was ist gesichert? Bundesgesundheitsbl. 2014; 57:961–966

Gaul C, Diener HC et al. Improvement of migraine symptoms with a proprietary supplement containing riboflavin, magnesium and Q_{10}: A randomized, placebo-controlled, double-blind, multicenter trial. The Journal of Headache and Pain, 2015, 16:32

Gaul C et al. Use of complementary and alternative medicine in patients suffering from primary headache disorders. Cephalalgia 2009; 29:1069–78.

Gaul C. Zaranek L, Goßrau G. Komplementäre und ergänzende Verfahren in der Kopfschmerztherapie. Schmerz. 2023 Jul 11. doi: 10.1007/s00482-023-00738-1.

Abdolahi M, Tafakhori A, Togha M et. al. The synergistic effects of ω-3 fatty acids and nano-curcumin supplementation on tumor necrosis factor (TNF)-α gene expression and serum level in migraine patients. Immunogenetics 2017, 69:371–378

Chiu HY, Yeh TH, Huang YC and Chen PY. Effects of Intravenous and Oral Magnesium on Reducing Migraine: A Meta-analysis of Randomized Controlled Trials. Pain Physician 2016; 19:E97–E112

Deen M, Correnti E, Kamm K, Kelderman T et.al. Blocking CGRP in migraine patients – a review of pros and cons. The Journal of Headache and Pain (2017) 18:96

Diener HC et al. The First Placebo-Controlled Trial of a Special Butterbur Root Extract for the Prevention of Migraine. Europ. Neurology 2004

Diener HC, Evers S, Förderreuther S, et al. (Hrsg). Leitlinien für Diagnostik und Therapie in der Neurologie, 5. Auflage, Stuttgart, Thieme, 2012, 688–717

Diener HC, Förderreuther S, Kropp P et.al. Therapie der Migräneattacke und Prophylaxe der Migräne. Herausgegeben von der Kommission Leitlinien der Deutschen Gesellschaft für Neurologie (DGN) in Zusammenarbeit mit der Deutschen Migräne- und Kopfschmerzgesellschaft (DMKG). S1 Leitlinie 2022

Ernst E, Pittler MH. The efficacy and safety of feverfew (Tanacetum parthenium L.): an update of a systematic review. Public Health Nutrition: 3(4A), 509±514

Holland S, Silberstein SD et.al. Evidence based guideline update: NSAIDs and other compl. treatments for episodic migraine prevent, Report of the Quality Standards Subcommittee of the Amer. Academy of Neurology and the Amer. Headache Society Neurology 2012

Johnson ES, Kadam NP, Hylands DM, Hylands PJ. Efficacy of feverfew as prophylactic treatment of migraine. BMJ Vol 291. 31 August 1985

Kesserwani H. Migraine Triggers: An Overview of the Pharmacology, Biochemistry, Atmospherics, and Their Effects on Neural Networks. Open Access Rewiew. DOI: 10.7759/cureus.14243, 2021

Köseoglu E, Talaslıoglu A, Gönül AS, Kula M. The effects of magnesium prophylaxis in migraine without aura. Magnesium Research 2008; 21 (2): 101–8